LE BON USAGE
DU THE', DU CAFFE',
ET
DU CHOCOLAT.

SECONDE PARTIE

Traitant de la nature, des propriétés, & du bon usage du Caffé.

CHAPIRE I.

Des lieux où on cultive le Caffé, de sa forme, & de ses differentes dénominations.

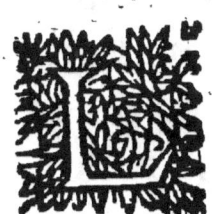E Caffé est une plante qui croît en abondance dans le Royaume d'Yemen qui fait partie de l'Arabie heureuse, & encore selon

quelques Auteurs aux environ de la Mecque. Ses feüilles ressemblent en quelque sorte à celles du cerisier, mais elles ont encore plus de rapport à celles de l'évonime qu'on nomme encore fusin, ou bonnet de Prêtre, avec cette difference neanmoins quelles sont plus épaisses & plus dures, & qu'elles conservent toûjours leur verdeur. Le principal corps de cette plante, est une sorte de tige qui ressemble assez bien à celles de nos féves domestiques, & en effet son fruit qui est assés du goût & de la consistance de nos feverolles, est renfermé au nombre de deux grains dans une petite espece de gousse ; c'est pour cela

du Caffé, & du Chocolat. 89
cela qu'on reconnoît ce fruit en Europe pour une espéce de féve Indienne. Quoy-qu'il en soit, chacun en decidera comme il luy plaira aprés l'inspection de la tige & de la graine qu'on a fait representer à la premiere page de cette seconde partie.

Cette plante fut reconnuë par les premiers Auteurs qui en ont traité, sous le nom de bon ou sous celuy de ban en *bonchum*, ou selon quelqu'uns buncho & buncha. Les Egyptiens l'appellent assés ordinairement *Elkarie*, & les Arabes *Cachua*, comme pour faire un diminutif de leur *Cachaundiano*, dont ils croyent qu'elle est l'espéce la plus menuë, & c'est appa-
H

remment par cette raison qu'ils ont nommé Caoua sa teinture, qui est leur plus delicieuse & plus ordinaire boisson ; cependant cette teinture a été plus generalement nommée Caphé ou Caffé, & même à present on donne indistinctement ce nom a la drogue & à sa teinture.

Ce nom a neanmoins reçeu quelque corruption parmy certaines nations, car par exemple les Allemands écrivent plus volontiers *Coffi* ou *Coffé* ; les Anglois *Coffé*, & les Turcs *Chaube*, mais plus ordinairement *Cahué* à cause dequoy ils donnent aux lieux où il est debité en detail, un nom Turc qu'on traduit en françois Cavehannes,

& je ne doute pas au reste, que cette plante n'aye receu encore d'autres noms en Europe ou aillieurs, mais rien ne m'engage à les rechercher tous pour les rapporter icy, & le Lecteur sera sans doute contant, quand aprés ce qui vient d'être dit, il apprendra que pour m'accommoder à nôtre usage, je comprendray dans ce traité sous le nom de Caffé, la plante, la graine, & la teinture dont je dois parler.

A L'égard de la graine, elle a tant de solidité qu'on ne peut n'y l'amollir ny la cuire, soit en la faisant tremper, soit en la faisant boüillir dans l'eau ; c'est pourquoy s'il étoit possible de tirer de toute sa substance une espéce d'aliment, il seroit beaucoup plus pesant & plus indigeste que les differends ragoûts qu'on fait avec nos féves. J'ay observé neanmoins qu'elle n'est qu'à peine un jour ou deux dans l'eau froide, sans jetter une espéce de germe, & sans rendre une teinture verdâtre; ce qui destruit l'opinion de ceux qui pretendent que les Arabes la passent sur le feu avant que de la negocier, à dessein d'en détruire le germe, & d'empêcher par cette precaution, qu'elle ne soit cultivée dans d'autres pays; adjoustez que cette observation est soutenuë de l'experience; car Monsieur d'Errere qui fait icy un fort grand commerce de Caffé, assure qu'un Gentilhomme de ses amis, en a semé & en cultive avec succez pres de Dijon depuis plusieurs années, qui vient dans la même forme que celuy d'Arabie dont il n'est different que par l'odeur, qui n'est pas à beaucoup pas si forte ny si agreable.

CHAPITRE II.

De la nature du Caffé.

LE Caffé qui est insipide lors qu'il est encore en graine, ne laisse pas d'avoir considerablement d'amertume & d'astriction, lors qu'il a été preparé pour l'usage comme il sera dit cy aprés;

c'est pourquoy je serois obligé d'expliquer icy la nature des amers, si je ne m'étois acquité de ce devoir dans la premiere partie de cét opuscule, où je renvoye le lecteur, pour ne le point ennuyer par d'inutiles repetitions. Cependant pour ajoûter à la doctrine generale des amers, ce qui constituë l'essence particuliere du Caffé, voicy ce que je dois faire remarquer.

Si le Caffé en graine n'a point d'amertume, & s'il n'en a même que tres-mediocrement lors qu'il est preparé pour l'usage, il n'a aussi dans sa composition qu'une tres-mediocre quantité de particules acides ; mais aussi comme il est fort solide & fort pesant, il a pour principe predominant, des particules terrestres que j'ay encore nommées Alkalis, ce qui n'empêche pas qu'il n'ait beaucoup de parties subtiles, fermentatives & tres-faciles à se détacher. On l'a dû comprendre par ce qui a été dit de la couleur verdâtre qu'il rend dans l'eau froide, & il seroit difficile de le demontrer plus clairement, qu'en preparant cette teinture brune & savoureuse qu'il rend dans l'eau boüillante, après qu'il a été roti & pulverisé; puisqu'elle se fait dans un moment, & qu'il ne faut qu'une tres-petite quantité de poudre pour la rendre considerablement chargée.

Par cette teinture brune,

on doit entendre cette fameuse boisson qui a retenu le nom de sa matiere, & qui a toûjours été la plus ordinaire & la plus delicieuse liqueur des levantins : elle est même si connuë & si usitée dans l'Europe, que dans la seule ville de Londres, il-y-a plus de trois milles maisons destinées à boire du Caffé, dans lesquelles il-y-a de grandes sales, où l'on voit tout le jour & une bonne partie de la nuit, un tres-grand nombre de buveurs; & l'on sçait qu'à Paris il s'en fait une prodigieuse consommation, non seulement chez les Marchands de liqueur, mais encore dans les maisons particulieres & dans les communautés.

nouri

Cette boisson toute simple qu'on ne prend que comme nouriture ou par forme de regal, ne laisse pas d'avoir des propriétés medicinales, qui la doivent faire considerer au moins comme un aliment medicamenteux ; c'est pourquoy elle seroit beaucoup mieux entre les mains des Artistes que dans celles des Limonadiers, qui ne sont pas assez experimentés dans la preparation des simples, pour conserver les parties plus essentielles de ceux qui passent par le feu, n'y assez sçavans dans l'art de guerir, pour être en état d'en prescrire le bon usage.

Si on observe la couleur, l'odeur, la saveur & la consistance de cette boisson, principalement lors qu'elle est preparée avec le lait, on se persuadera aisement, que les parties subtiles & delicates du Caffé sont grasses & étherées, puisquelles, donnent a cette boisson une douceur en quelque sorte onctueuse, & qu'elles s'unissent analogiquement avec les parties butireuses du lait sans les separer de sa serosité, ce qui ariveroit infailliblement, s'il y avoit dans cette teinture, aucun autres principes predominants que les corpuscules étherez.

En effet la seicheresse du Caffé, nous persuade qu'il n'a presque point de corpuscules liquides ; le peu de sel fixe qu'on en tire, par l'incineration, nous assure qu'il n'est pas beaucoup chargé d'acides; la vertu qu'à sa teinture de desalterer & de desenyurer, nous marque assés qu'elle n'est pas abondante en corpuscules ignées ; & s'il est vray qu'il soit dans son tout beaucoup chargé de particules terrestres, les parties grasses & étherés s'en detachent si facilement dans l'extraction de sa teinture, qu'elles ne retiennent qu'une trespetite quantité des plus legeres, & que le reste se precipite au fond du vaisseau en forme de marc ou de fœces.

Voicy maintenant ce qu'on doit inferer generalement parlant des observations precedentes.

1. Le Caffé pris en substance fatigueroit extraordinairement l'Estomach, diminüeroit le mouvement & la fluidité de la masse du sang, & causeroit necessairement des obstructions dans les visceres qui sont pleins de vaisseaux capilaires comme le foye & la ratte.

2. Sa teinture mal depurée c'est-à-dire trop chargée de ses parties terrestres, peut causer les mêmes indispositions par un usage continué.

3. Au contraire cette teinture preprarée avec toute sorte de precaution, doit être d'autant plus salubre, qu'elle ne contient que les parties plus subtiles, plus douces &

du Caffé, & du Chocolat. 101
plus étherées du Caffé, du moins si l'on en excepte quelques corpuscules ignées qui volatilisent ses parties, quelques particules acides qui font la saveur de sa teinture, & une tres-petite quantité de corpuscules terrestres qui servent à lier ses substances volatiles, & à leurs donner, que consistance, sans quoy elles se dissiperoient aussi tost qu'elles seroient agitées par l'air, ce qui n'arrive pas.

4. Les parties deliées, & volatiles de cette teinture, ne sçauroient être agitées par le ferment de l'Estomach, sans être sublimées vers la tête en consistance de vapeur, elles ne sçauroient s'y porter, sans enlever avec elles le peu

I iij

de particules terrestres qui leur donnent cette consistance, & les unes & les autres ne sçauroient par cette sublimation abandonner les plus pésantes, c'est-à-dire les plus terrestres & les plus solides, sans que celles c'y soient precipitées avec celerité dans les intestins, jointes à l'eau qui avoit servy a l'extraction de sa teinture, à laquelle elle servent de vehicule, d'où resultent tous ces effets surprenans, qui causent l'admiration des naturalistes & de ceux qui pratiquent actuellement l'usage du Caffé.

5. Quoyque le plus ordinaire effet de la boisson du Caffé, soit de corriger toutes espéces d'intemperies; on

voit neanmoins des personnes qui se sentent échauffées par son usage, & il s'en trouvent d'autres au contrare, qui n'en sçauroient boire sans souffrir des indigestions, sans se trouver universellement affoibliës, en un mot sans ressentir toutes ces incommodités, qui sont ordinairement causées par les alimens & par les remedes qu'on dit être potentiellement froids.

Mais il ne faut pas croire que cette derniere observation, soit particulierement aplicable au Caffé; on en peut dire autant des plus simples & des meilleurs alimens, qui rencontrent quelquesfois dans les parties ou dans le sang, des dispositions qui ne s'accommodent pas avec leurs qualitez : c'est pourquoy je tiens qu'ils n'y a personne qui ne doive s'assurer sur l'usage du Caffé, avant que de se resoudre à le continuer, puisqu'il se pourroit faire qu'il se trouveroit des dispositions particulieres & contraires à son action, dans ceux mêmes à qui l'on pourroit croire qu'il conviendroit le mieux, par rapport à leur constitution universelle.

Je ne sçaurois donc dire avec quelques Auteurs que le Caffé est chaud, & qu'il ne convient qu'à des personnes flegmatiques ; n'y avec d'autres, qu'il est froid & qu'il ne convient qu'aux bilieux & aux sanguins ; n'y encore moins avec ceux qui veulent qu'étant de qualité temperée, il soit generalement utile à toutes sortes de personnes; car je sçay au contraire qu'il se trouve indifferemment entre les bilieux, les sanguins, les pituiteux, & les melancoliques, des personnes à qui il fait du bien, & d'autres à qui il fait du mal: c'est pourquoy, bien qu'il soit vray qu'il y ayé peu d'alimens ny de medicamens si generalement bon que la Caffé; chaque particulier doit examiner dans les premiers essais, si par quelques dispositions interieures & inconnuës, il ne seroit point à son égard dans le cas de l'exception. En un mot je ne sçaurois donner icy de regle plus generale & tout ensemble plus raisonnable, que celle de dire que chacun doit en continuer ou cesser l'usage, suivant le benefice ou les incommodités qu'il en recevra.

Cette regle generale a neanmoins comme toutes les autres ses exceptions ; puisqu'il est des personnes qui sans faire aucune épreuve, peuvent s'assurer que le Caffé ne leurs conviendroit nullement, car par exemple celles en qui la nature à besoin d'une chaleur extraordinaire, ou (si l'on osoit ainsi parler.) d'une espéce de fiévre, pour faire la digestion & l'expulsion des impuretez ou des superfluités dont elle est opprimée, se doivent abstenir de son usage, par cette raison qu'il amortit les levains, au moyen desquels cette chaleur est excitée. Ceux qui ont des insomnies causées par une matiere inherente aux parties interieures de la tête, en doivent aussi être privez, puisqu'il augmenteroit ou que du moins il entretiendroit trop long-temps le mouvement de ces matieres. Ceux qui sont sujets aux crachément de sang, ne pourroient en boire sans danger une considerable quantité, puisque l'action de ses parties volatiles d'une part, & celles de ses parties reserrantes de l'autre, causeroient des expectorations & peut être des soulemens d'Estomach qui les meneroient à des facheuses recidives celles en qui l'Estomach est tres foible, qui le sentent pesant & à qui il donne des aigreurs & de rots, ne pourroient en user habituellement sans, s'attirer une facheuse indigestion; car il ne se pourroit que ses parties terrestres qui luy donnent la vertu d'amortir les levains, n'affoiblissent le ferment digestif. Les femmes enceintes qui sont encore dans les premiers mois de leur grossesse, & celles qui sont sujettes aux pertes de sang, n'en doivent faire pareillement qu'une usage tres-reservé, car on sçait par experience qu'il a la vertu de pousser puissamment par la matrice.

On pourroit faire avec raison quelques instances contre cette derniere observation; si aprés avoir dit que le Caffé n'a que peu tres-peu de sel fixe, je ne rapportois la cause de cette vertu Hysterique à un autre principe, c'est pourquoy je dois faire remarquer, qu'il ne faut pas conclure de cette petite quantité de sel fixe, que le Caffé aye trop peu de particules acides pour être un grand apetitif; car étant abondant en particules étherées & volatiles, il ne se pourroit que la plus grand part de ses acides, ne fussent enlevées par ses parties volatiles lors de sa calcination, quand même on le brûleroit avant que d'en avoir extrait la teinture, & c'est d'ou vient que lors de cette extraction, la plus grand-part de ses acides, se detachent conjointement avec les particules étherées & s'etendent avec elles dans le liquide, de maniere que cette teinture n'est à proprement parler, que la dissolution & l'extension d'une espéce de sel volatile; Or si l'on sçait par experience, que les sels volatiles detachez de toute autre principe, sont diaphoretiques & sudorifiques; on sçait aussi qu'ils sont diuretiques & Hyretiques, lors qu'il sont unis comme dans la teinture du Caffé, avec des particules terrestres & pesantes qui les precipitent.

Aprés ces observations, on

comprendra facilement pourquoy le Caffé a toutes les vertus que j'ay attribuées au Thé, & plusieurs autres encore qui luy sont particulieres, & que je deduiray incontinent ; mais comme ce que j'en dois dire regarde l'usage du Caffé, je dois auparavant parler du choix qu'on en doit faire, de sa bonne preparation, & de quelques autres choses aussi utiles ; mais qui ne tiendront lieu que de simples accessoirs.

CHAPITRE III.
Du choix, de la torrefaction & du prix de la graine de Caffé.

LE choix de la graine de Caffé ne consiste qu'en deux circonstances ; l'une qu'elle soit nette, c'est-à-dire sans addition d'aucune espéces de corps étrangers ; ce que la vuë decouvre aisement ; l'autre qu'elle soit autant nouvelle qu'il est possibles, de quoy on sera suffisamment assuré, si elle est bien entiere si elle a un œil grisâtre & si elle est bien odorante, car lors qu'elle est surannée, elle assez ordinairement quelques grains vermoulus, & d'ailleurs elle est toûjours ou trop brune ou trop blanche, & ne sent presque rien.

On avoit crû jusques icy que la blancheur de cette graine étoit une marque certaine de sa bonté, mais comme il m'étoit arrivé plusieurs fois d'en trouver de cette sorte qui n'avoit pas la moindre odeur,

&

& dont la teinture étoit presque insipide, je m'avisay d'engager un de mes amis qui étoit à Marseille, de m'en envoyer de tout frais debarqué & de la meilleur sorte, ne pouvant pas douter que celuy là ne fût de beaucoup plus recent que celuy que nos droguistes tirent de Holande par Roüen, par cette raison que le premier est transporté en tres-peu de temps, de l'Arabie au grand Caire & du Caire à Marseille par la Mediteranée, au lieu que l'autre est le plus souvent un année entiere sur la grande Mer & beaucoup plus de temps encore dans les magasins des Hollandois, pendant quoy l'action de l'air peut bien enlever sa couleur grisâtre, que j'ay toûjours trouvée à celuy que j'ay fait venir de Marseille, & auquel j'ay trouvé moins de blancheur, mais beaucoup plus d'odeur, plus de goût & plus d'éfficacité, que dans celuy que je tirois auparavant de Roüen ; d'où il en vient neanmoins encore une autre mechante espéce qui est d'un gris assés brun, & qui n'a acquis cette couleur, que pour avoir été exposée pendant plusieurs années, à toutes les ordures & à toute la vermine d'un Magasin.

Quant-a ce qui regarde le prix de cette graine, il y a quelque temps qu'elle se negocioit en gros sur le pied de quarante jusqu'à soixante livres le cent, mais depuis cinq ou six mois, elle a monté jusqu'à quatre vingt, & celle de la bonne forte se vend dans le detail vingt quatre & vingt cinq sols la livre, ce qui fait que les trompeurs sont obligés de l'augmenter par l'addition des poix pour y trouver leur compte ; car la preparation de la poudre de Caffé est maintenant si generalement connuë, que tous ceux qui en usent habituellement se feroient donné la peine de le preparer, si les Marchands n'eussent reduit son prix à quarante sols, sur lequel ils ne feroient presque aucun profit, s'ils employoient du Caffé pur à vingt-quatre sols la livre, trois liv. de ce Caffé, ne produisant gueres. plus de deux livres de poudre bien preparée.

Ce calcul joint à la fortune de quelques gens qui font commerce de Caffé m'ayant fait soupçonner cette sophistication, je formay le dessein d'en découvrir le mistere, & pour cela je fis brûler & je tiray de la teinture de toutes nos espéces de féves, & en suitte de toutes nos sortes de pois. Je trouveray que nos féves romaines, ou d'Aricot donnoient une teinture tres-desagreable, & qui n'approchoit en rien de celle du Caffé; & j'observay que celle de nos grosses féves en approchoit un peu plus, celle de nos feverolles, encore d'a-

du Caffé, & du Chocolat. 117
vantage, & beaucoup plus encore celle de nos pois jaunes, & sur tout ceux qui ne cuisent point.

Après cela ayant affecté en diverses rencontres, d'entrer en conversation avec quelques gens faisant commerce de Caffé, & de leur faire comprendre que je sçavois ce qui se pratiquoit à l'égard de cette sophistication, je me confirmay & je me rendis même plus sçavant dans ce que j'avois presumé, car plusieurs m'avoüerent qu'ils ajoûtoient en effet au Caffé une troisiéme partie de pois, mais qu'à cet effet ils preferoient les pois d'Espagne, qui sont jaunes comme les autres mais beaucoup plus petits.

Quant-à la torrefaction du Caffé, la maniere dont elle se fait ordinairement est tres-deffectueuse. On met seulement cette graine sur un feu de charbon dans une bassine de cuivre étamé, ou dans une terrine de terre vernissée, & on la remuë continuellement avec un instrument de fer, jusqu'à ce qu'elle soit suffisamment rotie, c'est-à-dire à peu prés à demie brulée, ce qui luy donne une couleur tannée fort obscure. Alors on la tire du feu, & on prepare ensuitte la poudre, en la maniere qui sera expliquée dans le chapitre suivant; mais je dois dire auparavant que le Caffé ne peut être rôti par cette methode, sans causer la dissipation de ses parties plus étherées, plus volatiles, & plus salubres; puisque cette dissipation est necessairement excitée par le feu, & que ces rotissoirs n'ont rien qui la puisse empêcher, tellement que cette sorte de Caffé, ne peut rendre qu'une teinture indigeste & presque inefficace.

Il y a deux sortes de personnes, qui ne reconnoissent que trop souvent cette verité par leur propre experience, sçavoir celles qui ont l'Estomach foible & delicat & celles qui ont de tres-puissans levains & de tres-fortes vapeurs, car dans les unes, le Caffé ainsi mal preparé cause des indigestions, des nausées,

& quelquefois le vomissement même, & dans les autres, il n'empêche presque jamais la sublimation n'y l'effet des vapeurs, c'est ce qui a fait dire à Monsieur Sylvestre du Four, que ceux qui pourroient trouver le secret de rotir la graine de Caffé, sans causer la dissipation de ses parties volatiles, en tireroient une teinture de beaucoup plus agreable & plus salubre, que celle de celuy qui est roti en la maniere vulgaire ; aussi avons nous appris de Monsieur Bernier qui a beaucoup voyagé au Levant, qu'au Caire qui est une des plus grandes Villes du monde, où il s'en consomme une prodigieuse quantité, les connoisseurs luy avoient assuré

du Caffé, & du Chocolat. 131

asluré qu'il n'y avoit que deux hommes qui euſſent le ſecret de le bien preparer, & qui fuſſent en reputation pour cela.

Quelques gens qui ont recherché ce ſecret, ont inventé une ſorte de rotiſſoir qui ſe tourne à la broche, & donc on ſe ſert dans la plupart des grands Caffez de Londres; mais comme ces rotiſſoirs, ſont de cuivre rouge, qui peut communiquer une tres-méchante qualité au Caffé, & qu'ils ſont parſemez de troux dans toute leur étenduë; bien loin d'empêcher la diſſipation des parties volatiles du Caffé, on peut dire qu'ils y contribuent en quelque ſorte, car la broche dont il ſont

L

traversés étant placée devant la feu & sur des chenets, comme celles qui servent a rôtir la viande, il arrive que pendant qu'on la tourne, les parties du feu qui entrent par les trous qui sont du côté de la cheminée, pouffent directement les parties volatiles du Caffé vers les trous qui leurs sont opposés, où elles ne rencontrent que les parties de l'air, qui ne peuvent pas resister à l'action d'un aussi puissant impulseur qu'est le feu ; de sorte qu'elles se dissipent continuellement, sans même qu'aucunes d'elles puissent être reverberées sur leur matiere, au lieu qu'en remuant le Caffé dans une simple poële, on oblige toûjours quelqu'unes de ces mêmes parties a rentrer dans la masse dont elles étoient issuës.

Il est vray que quelques personnes ayant reconnu ces inconveniens, ont fait faire ces rotissoirs de fer & non troüés, mais elles ont été bientôt contraintes d'en rejetter l'usage, par ce qu'elles ne pouvoient ainsi rotir le Caffé sans un fort grand feu, ce qui luy faisoit sentir le brulé d'une maniere tres-des-agreable.

A mon égard j'ay inventé une nouvelle maniere de rotir le Caffé, dont le lecteur profitera sans doute avec plaisir ; elle consiste a un double rotissoir qui est aussi a la verité traversé par une broche, & troué en bien des endroits, mais qui se place dans un fourneau de reverbere conſtruit expres, en ſorte que ſon amplitude n'excede le volume du rotiſſoir, que de l'eſpace de trois doigts dans toute ſa circonference ; outre que d'ailliers les trous des deux tuyaux de ce rotiſſoir, ſont diſpoſés de telle façon, que ceux du premier tuyau ne ſont pas vis-a-vis ceux du ſecond, étant au contraire directement oppoſés aux eſpaces pleines qui ſont entre ceux là ; Si bien que ces eſpaces reverberent la plus grande partie des particules volatiles qui en ſortent, & que quand les autres ſe viennent preſenter aux trous du ſecond tuyau, elles ſont en quelque ſorte repouſſées au dedans, par les parties

du Caffé, & du Chocolat. 135
du feu qui agiſſent continuellement ſur toute la ſurface pendant même que la broche tourne, au moyen du reverbere dont le fourneau eſt couvert.

Au ſurplus, comme les fourneaux de reverbere conſervent parfaitement bien la chaleur, ou n'eſt pas obligé dans celuy-cy de rotir le Caffé avec un feu ardent, & l'on peut même (comme j'ay fait) trouver ſi juſtement la quantité, le degré, & le temps du feu qu'on doit donner, qu'aprés ſon entiere conſommation, le Caffé ſe trouve preciſément roti au degré qu'il le doit être ; d'où reſulte deux avantages conſiderables : le premier que le Caffé roti a

L iij

une douce chaleur, n'a point cette facheuse acrimonie, qu'on trouve ordinairement dans celuy qu'un feu violent a impregné de particules ignées: l'autre que le Caffé torrefié sans aucun excez dans le plus ny dans le moins, est d'autant plus salubre que quand il l'est trop peu, sa teinture est pesante & indigeste, & qu'au contraire quand il l'est trop, elle est amere terrestre & par consequent astringente dans un degré excedent.

Au surplus, je donneray bientost au public une nouvelle machine, qui sera encore preferable a celle icy dont par cette raison je me dispenseray de donner la figure.

CHAPITRE IV.

Du choix, de la conservation, & du prix de la poudre, ou farine de Caffé.

LEs regles que j'ay données dans le chapitre precedent, pour le choix de la graine du Caffé, sont plus que suffisantes pour ceux qui ne veuillent point être trompés à cét égard; mais il n'est pas à beaucoup près si facile, de les mettre en état de precaution, contre les surprises de ceux qui vendent la poudre sophistiquée en la maniere qui a été ditte; puisqu'on ne peut principalement distinguer cette poudre, de celle qui a été fidellement preparée, que par une odeur particuliere, sur laquelle il m'est impossible de m'expliquer clairement, & sur laquelle il ny a que la delicatesse de l'odorat & une longue experience, qui puissent établir une connoissance certaine ; ainsi tout ce que je puis dire à cét égard, est que si on la trouve fort odorante, & qu'on puisse reconnoître par sa couleur, si la graine n'a été trop, n'y pas assés rotie, on pourra croire qu'elle est du moins passable ; mais le meilleur seroit de n'en prendre que de gens dont on soit assurés, ou du moins de la preparer soy même.

Pour y proceder avec toute la precaution possible, il ne

du Caffé, & du Chocolat. 139
faut pas a l'exemple de quelques gens, la piler simplement dans un mortier, & la passer dans un tamis decouvert, car de cette façon, on ne conserve pas bien ses parties volatiles ; c'est pourquoy il est beaucoup mieux de la broyer dans ces sortes de Moulinets qu'on fabrique exprés, & qu'on trouve chez les Quincalleurs, encore faut il qu'aprés avoir mis la graine de Caffé dans un de ces moulinets, on recouvre son embouchure, avec un couvercle de tolle de fer ou au moins de fer blanc, ayant des bords comme le couvercle d'une boëte, & ayant un trou dans son milieu seulement assés grand, pour donner passage à

la tige du moulinet.

C'eſt encore une negligence blamable, que de mettre ſimplement un plat, une terrine, ou quelque ſemblable vaiſſeau au deſſous du moulinet pour recevoir la farine, comme on le pratique aſſez ordinairement, car de cette maniere, cette farine ſe trouve expoſée à l'air durant un temps aſſés conſiderable, pour perdre beaucoup de ſes parties volatiles; c'eſt pourquoy il eſt mieux d'avoir une bource de cuir, dont l'entrée ſoit attachée à la circonference du cul du moulinet, en ſorte que la farine qui y tombera, ne puiſſe être atteinte en aucune façon par les parties de l'air. Il faut tout de même qu'elle soit mise ensuite dans un tamis exactement couvert, & que les parties grossieres qui n'ont pû traverser les pores du tamis, soient de nouveau broyées dans le moulinet avec les mêmes precautions, ou du moins pilées dans un mortier exactement couvert; en un mot on ne sauroit donner trop de soin pour conserver ces parties volatiles, qui rendent le Caffé bien preparé aussi salubre & aussi agreable, que celuy qui est negligemment apresté est degoutant & pernicieux.

Aprés avoir dit tant de fois que les parties volatiles du Caffé, se detachent tres facilement de ses parties plus materielles, & qu'il est neanmoins tres-important de prevenir ce detachement par toute sorte de moyens, le lecteur a dû comprendre, que ce n'est pas assés d'avoir preparé sa farine avec toute les circonstances prescriptes, mais qu'il faut encore la conserver pour l'usage avec de nouvelles precautions, en quoy les Marchands de Caffé ont accoutumé de pecher, car aprés avoir pezé cette farine par demy livres, ils se contentent de l'envelopper dans un simple papier gris, & de l'exposer ainsi dans leurs boutiques. Il est beaucoup mieux de la conserver dans des poches de cuir a doubles coutures & bien fermées, comme on faisoit il y a quelque temps, &

encore mieux, comme on fait maintenant dans des boëtes d'Allemagne fermant a vis, & doublées de plomb & de cuir rouge ; mais avec tout cela il est encore a propos que les Marchands & les particuliers ne s'aproviſionnent pas trop de cette farine, & qu'à chaque fois ils n'en preparent qu'autant qu'il en faut, pour la conſommation qu'ils en peuvent faire en deux ou au plus en trois mois.

J'ay déja dit que le prix ordinaire de la poudre de Caffé, eſt de quarante ſols pour livre, & que ce prix eſt trop modique pour la ſubſiſtance des Marchands qui la preparent fidellement, c'eſt-à-dire avec la meilleure graine & ſans aucune addition ; ainsi ceux qui seront assurés de la probité de ces Marchands, ne doivent pas hesiter à la payer un écus ou au moins cinquante sols la livre, à moins qu'ils ne fussent dans des lieux où la graine de Caffé soit moins chere qu'a Paris. Les artistes de nôtre Laboratoire, qui rotissent le Caffé avec le rotissoir & dans le fourneau dont il a été parlé, & qui par cette raison distingue sa poudre par le nom de Caffé volatile, en ont fixé le prix à un ecu la livre.

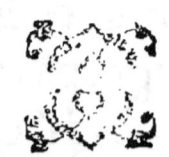

CHAPITRE V.

De la prepation de la teinture ou boisson de Caffé, & de son usage en General.

LEs precautions qu'on doit prendre pour conserver les parties volatiles du Caffé, se doivent étendre jusque à la preparation de sa teinture. Pour cela il faut observer.

1.' De ne mettre la poudre dans la Caffetiére que quand l'eau commence a boüillir; car en la mettant avec l'eau froide, il ne se pourroit que beaucoup de ces mêmes parties ne fussent dissipées, avant que le feu eût excité le premier boüillon.

2. D'empecher que l'écume qui monte incontinent aprés ce premier boüillon, ne se repande hors de la Caffetiere, ce qu'on évite en la tenant exactement bouchée & en la remuant de moment à autre, deux choses qui servent merveilleusement a faire rentrer dans la liqueur, les parties subtiles qui s'élevent pendant l'ébullition au dessus de sa superficie.

3. De ne la faire boüillir qu'environ la troisiéme partie d'un quart d'heure, une trop longue ébullition, forçant toûjours quelques parties volatiles à s'échapper par les jointures du couvercle.

4. En un mot qui voudroit aller la dessus au dernier raffinement

nement, devroit preferer au feu de bois ou de charbon, celuy de la flâme de l'eau de vie rectifiée, qu'on fait brûler commodement à cét effet dans des fourneaux d'argent ou de fer blanc, aufquels font jointes leurs Caffetieres, & qui font fi legers & en fi petit volume, qu'un voyageur les peut porter commodement dans la poche, avec la taffe, le Caffé, le fucre & l'eau de vie. Ceux de fer blanc qu'on tire d'Angleterre font beaucoup mieux travaillés que ceux qu'on trouve à Paris, outre que le fer blanc des Anglois, eft Eftamé avec une Eftoffe beaucoup plus fine que le nôtre, ce qui fait qu'il refifte mieux au feu; mais

M

après tout, ils n'ont en France & en Angleterre qu'une même forme, que j'ay fait reprenter icy en faveur des personnes de Provinces qui n'en ont pas encore vû, non seulement tels qu'ils sont lors que toutes leurs piéces sont assemblées ; mais encore d'une façon propre, à faire voir distinctement chacune de ces piéces, dont on expliquera l'usage à la fin de ce livre, aussi bien que de toutes les autres figures que j'ay données.

du Caffé, & du Chocolat. 149

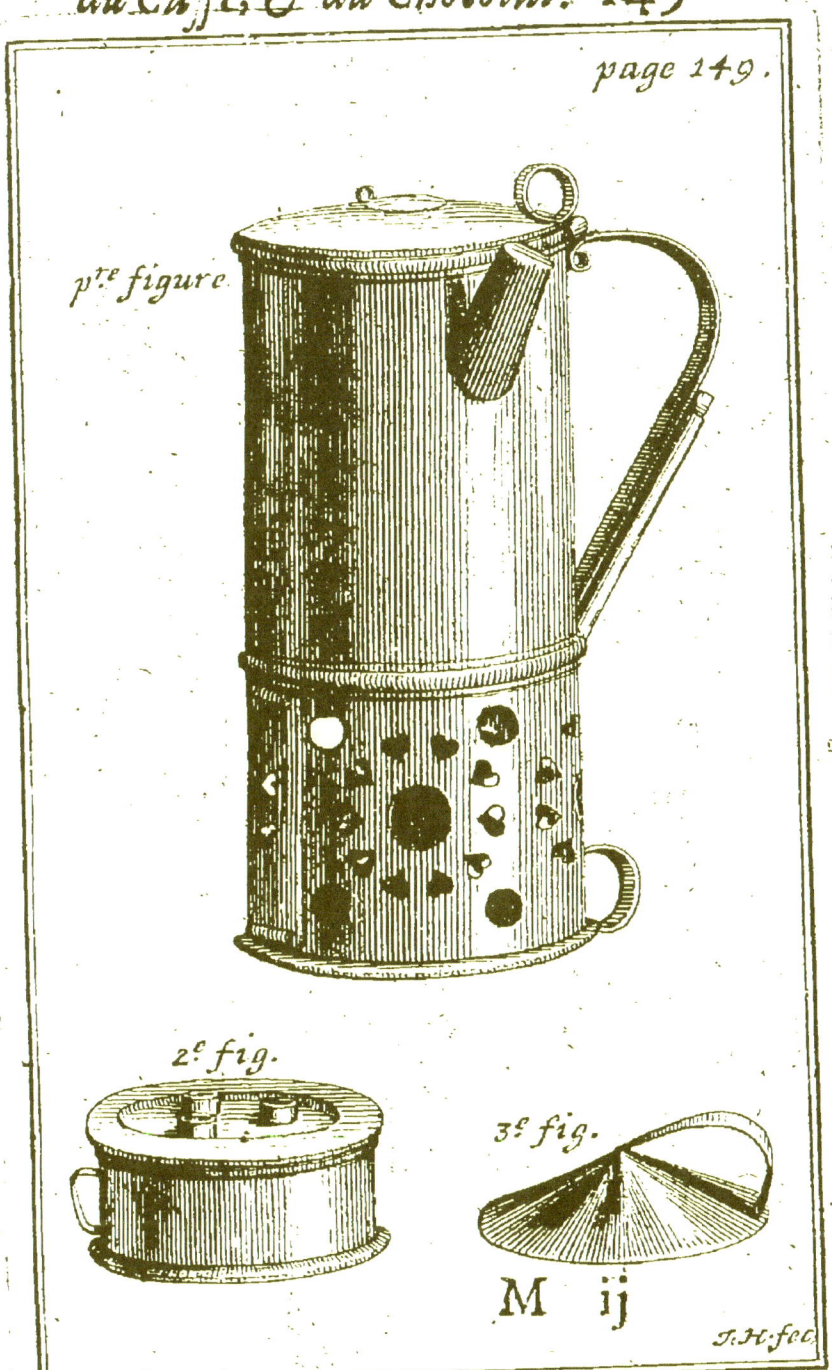

page 149.

1.re figure

2.e fig.

3.e fig.

M ij

J.H.fec.

Caffetiere monteé sur vn fourneau pour faire le caffé auec esprit de vin.

Outre ces Caffetieres a fourneaux de la façon commune, j'en ay encore inventé d'une nouvelle espéce qui sont plus portatives, & dont on sera bien aise de voir icy la figure, en attendant que j'aye publié la machine dont j'ay déja parlé, & dont ce fourneau portatif n'est qu'une legere idée, l'usage de celle là étant infiniment plus étendu, ainsi qu'on l'apprendra par l'explication que je feray publier.

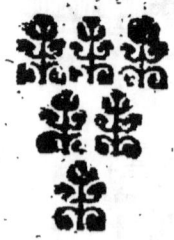

du Caffé, & du Chocolat. 151

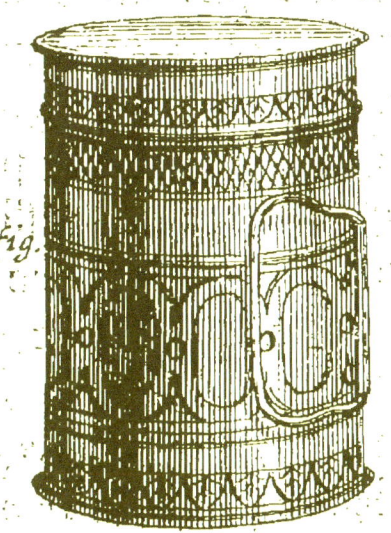
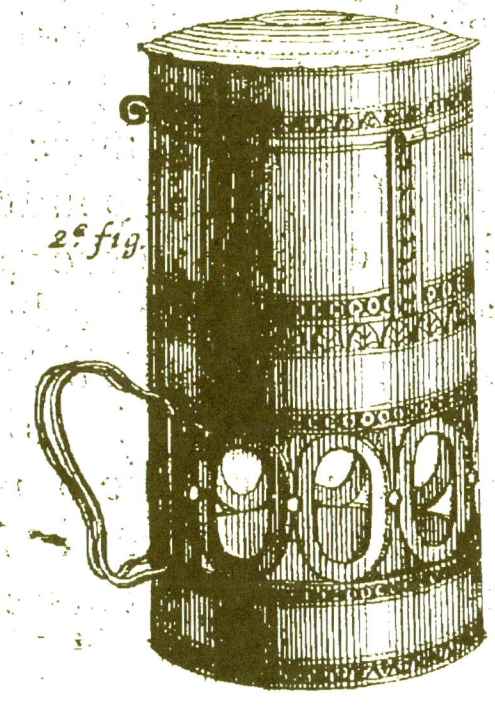

Caffetiere portative pour la preperation
et pour l'vsage du Caffé &c.

Ce n'est pas assés de conserver les parties volatiles du Caffé dans la preparation de sa teinture, car pour la rendre aussi legere aussi distributive & aussi salubre qu'elle peut l'être, il faut qu'elle ne soit que mediocrement chargée; c'est pourquoy il suffit de mettre une demy once de poudre pour six prises de boisson; il est encore tres-important, qu'elle ne soit aucunement chargée du marc ou parties grossieres de la poudre; ce qui fait qu'on observe ordinairement de la verser doucement & par inclination dans le chiques, & de ne le faire même qu'aprés qu'elle à reposé un moment un peu loing du feu; mais on sçait par ex-

du Caffé, & *du Chocolat.* 153
perience que ces precautions ne sont pas suffisantes, pour avoir une teinture bien depurée, a cause de quoy je me sers encore de deux moyens dont il est bon que le public soit informé. Le premier est d'accelerer la precipitation de ces parties grossieres, en jettant quelques goutes d'eau froide dans la Caffetiere au moment qu'on la retire du feu; l'autre est de preferer à toutes espéces de Caffetieres, une sorte de Caffetiere de fer blanc que j'ay inventée, & qui est construite de telle sorte, qu'elle a vers son fond une amplitude, qui sert merveilleusement a retenir le marc de sa teinture, lors qu'on la verse dans la chique, & de plus

Le bon usage du Thé, encore une espéce de filtre a son bec, qui ne donne passage qu'aux seules parties de la liqueur. La premiere figure de la planche qui suit, represente cette espéce de Caffetiere, & les autres figures designent la forme de toutes les autres espéces de Caffetieres qui sont en usage, & qui peuvent aussi bien que celle là, indiferemment à la preparations du Thé & du Chocolat, ce qu'on comprendra mieux par ce qui en sera dit dans la troisiéme partie de ce livre.

Cette

du Caffé, & du Chocolat. 155

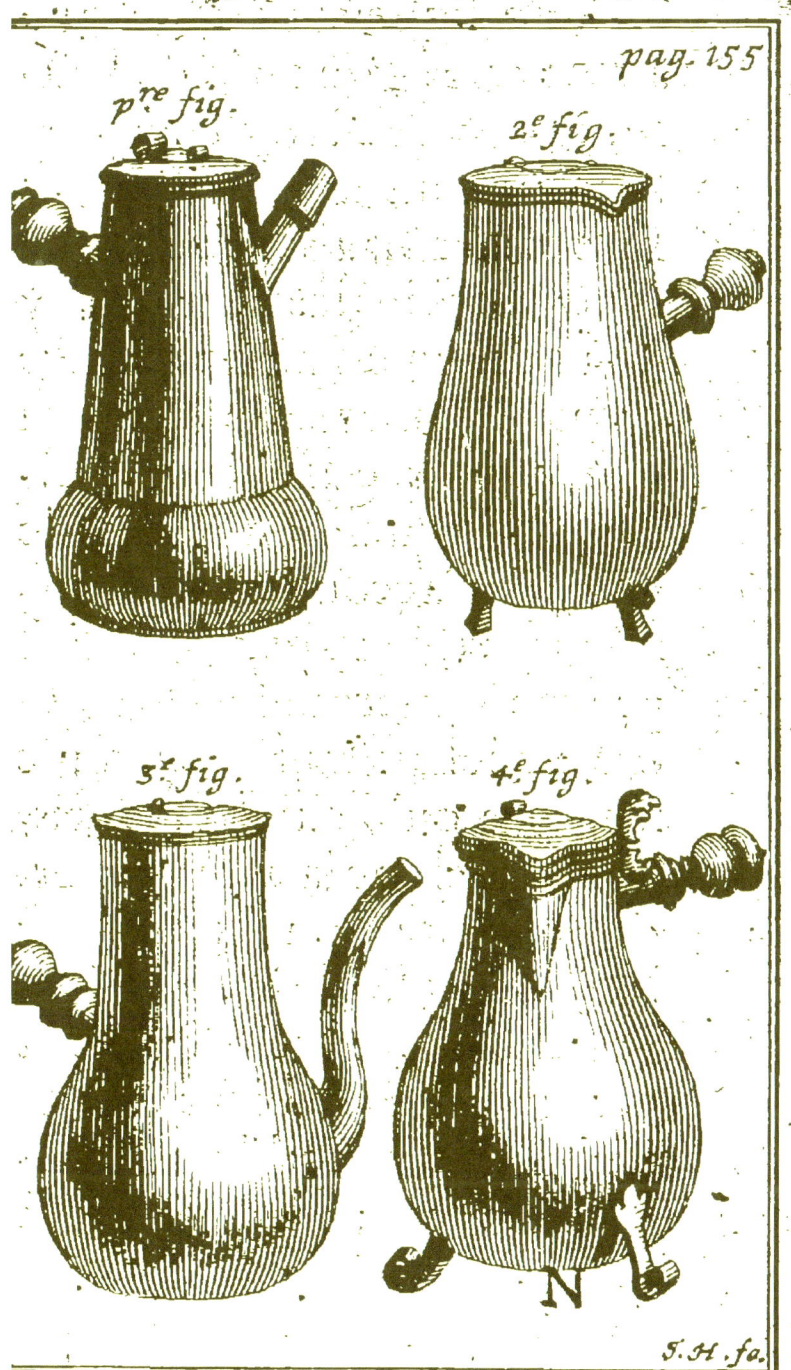

Caffetiere de diuerses formes.

Cette liqueur seule a une amertume & un goût de brûlé, qui la rend tres-desagréable, sur tout à ceux qui n'y sont pas habitués ; c'est pourquoy ordinairement on y ajoûte pour chaque prise une demie cueillerée de Sucre en poudre : ce qui fait une Liqueur à laquelle on n'a pas de peine à s'accoutumer : neanmoins ceux qui par une fausse prévention, croyent que le Sucre est échauffant de quelque maniere qu'il puisse être pris, affectent de ne la point sucrer, croyant que de la sorte elle est beaucoup plus salubre; mais ils reviendroient bien-tôt de cét erreur, s'ils avoient auprés d'eux de veritables Medecins, qui leurs fissent compren dre que le Sucre est une espéce de sel essentiel, que les acides sont les principes dominans de toutes espéces de sels, que la proprieté essentielle des acides est de rafraîchir, & que si la Chimie nous fournit des esprit acides qui sont caustiques & brûlans, comme l'esprit de Nitre & l'Eau forte ; c'ést parce que ces esprits sont des espéces de mixtes, qui abondent d'ailleurs en particules ignées, qu'on peut écarter & affoiblir suffisamment, pour faire de ces mêmes esprits des liqueurs tres-rafraîchissantes, en y ajoûtant un volume d'eau considerable : car aprés cela ces Medecins leurs persuaderoient aisément, que les méchans effets de l'usage immoderé du Sucre, dependent de la vertu relâchante & affoiblissante de ses parties musilagineuses, & que cette vertu est suffisamment détruite, lorsque ces mêmes parties sont desunies & écartées par un certain volume de liqueur; outre que la vertu astringente & reserrante du Caffé, est tellement opposée à celle que je viens de dire, qu'il ne peut résulter de ce mélange qu'une qualité moyenne ; c'est pourquoy on peut sans inconvenient consulter son goût, sur l'agrément qu'on veut donner au Caffé par l'addition du Sucre ; mais il est meilleur qu'on l'aye auparavant réduit sous les differentes formes de sirops dont il sera parlé cy aprés.

On feroit beaucoup plus mal si à l'exemple de quelques personnes voluptueuse; on ajoûtoit à la Boisson de Caffé l'essence d'Ambre, les Poudres de Canelle, de Gerofles & de Cardamome, ou quelques autres espèces de Parfums ou de drogues aromatiques que ce soit ; parce que le mouvement de leurs parties volatiles, prevalant sur celuy de celles de Caffé, elles en interrompent l'action, & privent ceux qui en usent des bons effets qu'ils en espérent.

Au reste on ne prépare ordinairement la boisson de Caffé, que dans le temps même qu'on veut en user, & à la verité on fait bien d'observer cette maxime, la plus nouvelle faite étant toûjours la meilleure; mais on pourroit neanmoins sans beaucoup d'inconvenient à l'exemple des Marchands de Liqueur, préparer cette Boisson le matin, & la garder pour servir au besoin pendant toute la journée, pourvû qu'elle soit toûiours entretenuë chaude dans une Caffetiere exactement fermée; car lors qu'elle a été une fois refroidie, elle perd son bon goût & ses qualitez, qu'il n'est pas possible de luy restituer en la réchauffant, ny même en la faisant boüillir de nouveau, c'est pourquoy comme on fait un assés grand usage de cette Boisson en nôtre Laboratoire, aussi bien que de celle du Thé & du Chocolat, j'ay inventé une sorte de Fourneau qui au moyen d'une lampe à trois petites mêches, peut entretenir fort chaudes pendant tout le jour ces trois sortes de Boissons, & cela d'autant plus commodément que cette chaleur est toûjours égale, & qu'elle est entretenuë à peu de frais. Les curieux seront sans doute bien aise de trouver icy la Figure de ce Fourneau, que j'ay fait representer icy pour leur satisfaction.

162 — Le bon usage du Thé

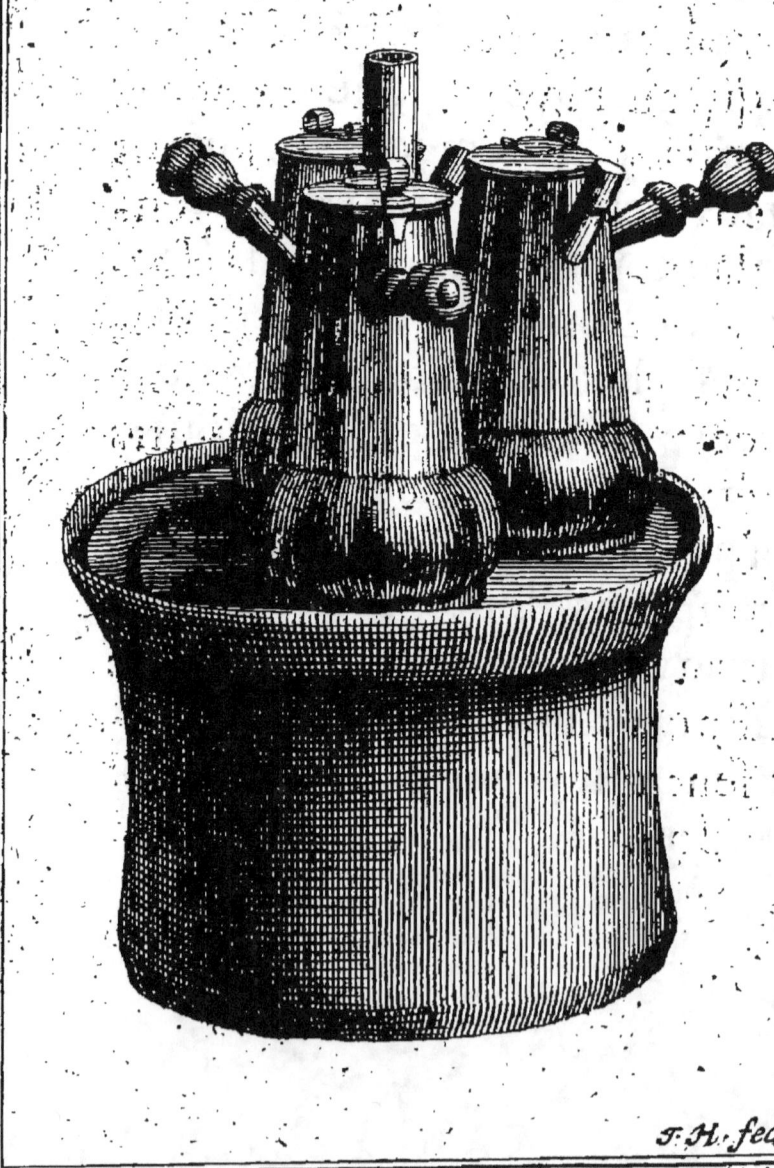

Fourneau a Lampe pour entretenir la chaleur des caffetieres.

Si la boisson de Caffé qui est entretenuë chaude durant un temps considérable par ce moyen, ou par quelques autres équivalens, n'est guere moins bonne que celle qui est faite sur le champ, il n'en est pas ainsi de celles que préparent les Marchands interessés, avec le marc dont on a déja tiré une premiere teinture; car on ne peut tirer de ce marc qu'une purée indigeste, obstruante & sans aucune vertu; il est vray que ces Marchands ajoûtent ordinairement à ce même marc un peu de nouvelle poudre; mais cette addition ne sert qu'à rendre un peu moins mauvaise, une chose qui de soy seroit dêtestable, n'y ayant aucun aliment dont l'usage soit plus à craindre que la boisson de Caffé, rendüe indigeste par une préparation negligée; c'est pour cela que les Peuples du Levant n'observent pas seulement la maxime de ne la point laisser refroidir; mais encor celle de la boire aussi chaude qu'il est possible, & même doucement & à diverses reprises, pour ne point fatiguer l'estomach: c'est de cette maniere de la prendre, dont Thevenot entend parler dans la Relation de ses Voyages, quand il dit que dans les Caveannes du Levant, on entend une assés plaisante Musique de humerie; mais outre cette Musique, il est encore

du Caffé, & du Chocolat. 165
des Caveannes en Turquie, où les Maiſtres entretiennent une ſimphonie de voix & d'Inſtrumens pour donner du plaiſir à leurs Buveurs.

Cependant on ne peut douter que le Caffé dont ils uſent, ne ſoit beaucoup plus chargé que celuy qu'on nous aporte, des parties volatiles qui en doivent faire toute la bonté & toute la délicateſſe ; & en effet Monſieur Bernier qui n'avoit pû s'accommoder de celuy qu'on luy avoit preſenté pluſieurs fois en Egypte, trouva ſi excellent celuy qu'il bût dans les Ports de l'Arabie Heureuſe, qu'il en prenoit tous les jours avec plaiſir cinq ou ſix taſſes. Ce Medecin aſſure que dans les Indes &

dans la Perse, on n'en use que tres peu & seulement dans les Ports de Mer, mais que par toute la Turquie on en fait un fort grand usage. Peu s'en faut que les Anglois & les Hollandois ne suivent l'exemple des Turcs, & peu s'en faut aussi que nous ne soyons aussi avancés que ceux-là sur cette habitude ; mais en recompense les Epagnols, les Italiens & les Flamands ne s'y portent pas volontiers, & peut-être que nous ferions mieux d'en user aux occasions comme remede, que d'en prendre habituellement sur le pied de nourriture ; du moins ay-je connu par experience, qu'on peut faire tres-utilement diverses operations.

medecinales de cette graine, sur lesquelles je m'expliqueray dans le Chapitre suivant.

Mais au reste les personnes de qualité qui prennent par delice la boisson de Caffé, ont accoûtumé de la faire servir en compagnie sur des Soucoupes de Cristal, de Porcelaine, ou de Fayance de Hollande, mais plus ordinairement sur des Portes-chiques qu'on appelle Cabarets à Caffé, & dont on pourra voir les differentes formes dans la Figure suivante.

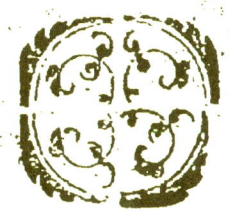

168 Le bon usage du Thé;

pag. 168

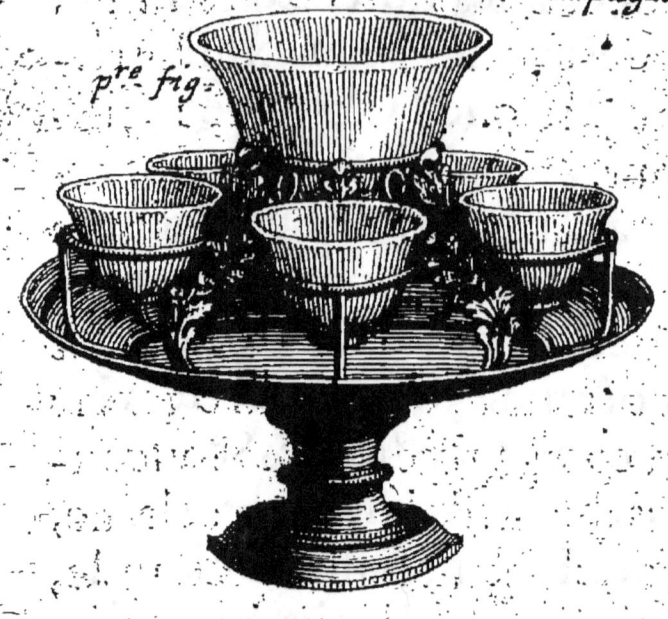

1.re fig.

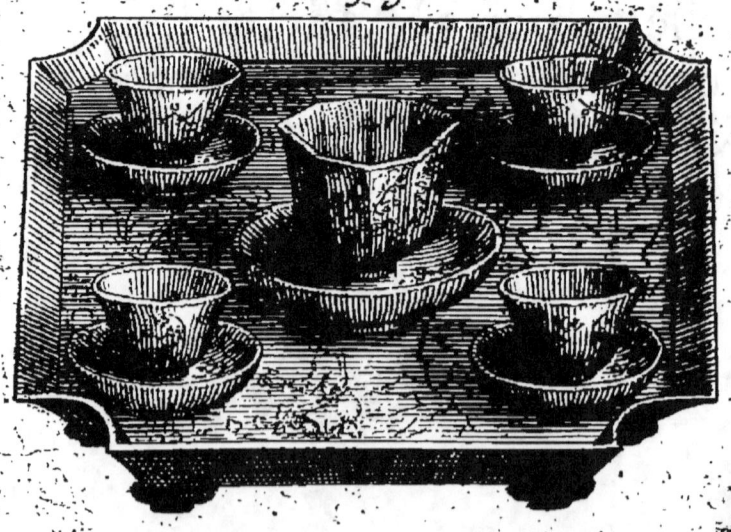

2.e fig.

J. Hainzelman

Cabarets a Caffé.

Au surplus c'est l'opinion de plusieurs grands personnages que la boisson de Caffé (non plus que les autres breuvages familiers ou domestiques) ne rompt point le jeûne, pourvû qu'on la prenne par une espéce de necessité, & nullement à dessein de faire fraude aux Commandemens de l'Eglise; si bien que les personnes foibles, & celles qui sont tombées dans une espéce d'inanition, en peuvent tirer un secours d'autant plus considerable, dans les jours d'abstinence, qu'elle émousse la faim, & qu'elle soûtient le cœur plus que toute autre boisson, c'est peut être par cette raison que les Turcs qui se picquent d'être fort religieux, croiroient avoir rompu leur jeûne, s'ils en avoient senty la fumée pendant le Rhamadan, qui est l'espéce de Carême ordonné par Mahomet.

CHAPITRE VI.

Des preparations Medecinales du Caffé.

LEs preparations medecinales du Caffé que j'ay inventées, & que j'ay mises en pratique avec beaucoup de succez, sont ses sels, son huile fixe, son eau distillée & son Sirop: j'ay déja parlé de ses sels dans le traité du Thé, où je me suis reservé à donner dans le Journal de Medecine, la matiere d'extraire l'essenl'essentiel, & où j'ay dit que le fixe se tiroit comme tous les autres par incineration, l'exivation, filtration, evaporation & crystalisation, ce qui doit suffire à cét égard, puisque rien n'est plus familier aux artistes que ces operations, & qu'apparemment nulle autre personne ne se voudroit donner la peine de les pratiquer.

Quant à l'huile fixe du Caffé, voicy la maniere de la preparer. Prenez une livre & demie de graine concassée, remplissez-en les deux tiers d'une cornuë de vérre bien luttée, placés-là au fourneau de reverbere, adaptés-y un grand bâlon ou recipient, & aprés avoir lutté exactemét les jointures, donnés le feu par degrés, il en sortira premierement un flegme comme de l'eau, puis des vapeurs d'un jaune tirant sur l'Orangé, & ensuite une matiere terrestre & noirâtre qui est l'huile dont il s'agit, aprés l'extraction de laquelle vous laisserés refroidir les vaisseaux, & les ayant deluttez, vous separerez cette huile par le filtre, puis si vous voulez la rectifier, vous en ferés une sorte de pâte avec une quantité suffisante de sable que vous metrés dans une cornuë, & l'ayant placée dans un fourneau à feu nud, vous en ferés la distillation selon l'art.

C'est un bon remede contre les maladies hysteriques.

du Caffé, & du Chocolat. 173

On la donnera presque toûjours avec succés à la quantité de six ou huit gouttes, avec trois onces d'eau d'armoise, dans la suppression des menstruës, dans la jaunisse ou jcteritie, & dans toutes les espéces de suffocations de matrice : j'ay connu même par experience que sa seule vapeur receuë par le nez, abaisse tres efficacement les vapeurs uterines. Elles n'est pas moins bonne pour resoudre les tumeurs froides, & peur dissiper les douleurs des jointures, étant mêlée avec une troisiéme partie de nôtre esprit de vin Corallin, & appliquée sur les parties tumefiées ou douloureuses.

Pour ce qui est de l'eau di-

O ij

stillée, elle est d'une preparation tres-facile: Jettez dans deux pintes d'eau boüillante, une dragme de sel fixe de Caffé, & trois onces de sa poudre ou farine, faites boüillir le tout durant un bon demy quart d'heure, puis l'ayant tiré du feu, & le marc étant affaissé, versés par inclination cette teinture dans un Alembic de verre, & y ayant adapté un chapiteau & un recipient, & lutté les jointures avec de la colle & du papier ; distillés au Bain-marie & gardés pour l'usage dans une fiole bien bouchée, l'eau que vous trouverés dans le recipient. On peut s'en servir en place d'eau d'armoise avec l'huile de Caffé, contre toutes les maladies Hysteriques dont il vient d'être parlé. Il arrive aussi quelquefois qu'en la donnant au poid de quatre onces au commencement de l'accez, elle guerit en assez peu de prises les fiévres intermittantes ; c'est pourquoy il seroit difficile de trouver un Vehicule plus efficace, lors qu'il s'agit de donner le sirop de Thé febrifuge.

A l'égard du sirop de Caffé, voicy la maniere de le preparer ; tirez la teinture d'une once & demie de Caffé, avec une pinte d'eau & une dragme de son sel fixe, en la maniere cy-devant expliquée, & par la même methode tirés pareillement la teinture d'une

Le bon usage du Thé, once de fleurs de Noyers avec une pinte d'eau, & une dragme de sel essentiel de Caffé, puis ayant mêlé vos teintures, & y ayant ajoûté dix clouds de Gerofles, & si grains de Cardamome, passés le tout par un double linge, ou par une chausse claire & nette; puis l'ayant mis dans une bassine avec cinq livres de sucre fin, cuisés vôtre sirop jusqu'en consistance, observant de le bien écumer, mais sans autre clarification.

On le peut prendre seul à la quantité de deux cüeillerées; mais la plus ordinaire & la meilleure façon d'en user, est de le mettre en place de sucre dans le Thé, ou dans la boisson même de Caffé, environ à la quantité d'une cueillerée pour chaque prise.

Comme il tient du moins autant de la nature de l'aliment que de celle du remede; on peut le prendre de l'une ou de l'autre maniere indiffenemment a toutes les heures du jour; mais il est neanmoins d'un effet plus sensible lors qu'on le prend le matin à jeun, ou dans d'autres tems aprés que la digestion est faite.

Il remedie tres-efficacement dans les deux sexes, à toutes les espéces d'indispositions qu'on attribuë aux vapeurs du foye, de la ratte, & de la matrice, & par consequent aux maladies hypocondriaques & aux suffocations de matrice, ou maux de mere, aux fureurs uterines, & generalement à toutes les passions hysteriques; ce qui vient de la vertu qu'il a de lever puissamment les obstructions, & d'amortir promptement les levains, qui causent dans ces visceres des fermentations contre nature.

C'est pourquoy on en peut encor user avec beaucoup de succés dans les fiévres intermittantes, dans les maladies des reins & de la vessie, dans les Coliques bilieuses, dans la Goutte, dans les Rhumatismes, dans le Scorbut, dans les Ecroüelles; dans la Migraine, dans toutes autres espéces de maux de tête, & même dans les inquiétudes, & dans les insomnies qui sont

causées

causées par une serosité irritante, dans l'assoupissement, dans les lassitudes spontanées, & généralement dans les maladies qui dépendent de la dissipation des esprits, du mouvement dépravé des humeurs, ou de l'aigreur & de la force des levains.

CHAPITRE VII.

Des propriétés particulieres de la boisson de Caffé.

J'Ay affecté exprés de donner la preparation du sirop de Caffé, avant que de parler des vertus de sa teinture, par cette raison que ce sirop & cette teinture font ensemble une boisson beaucoup plus agreable & en même temps beaucoup plus efficace, que celle qu'on prepare simplement avec le Sucre.

La Teste est la partie de tout le corps sur laquelle le Caffé produit de plus considerables effets ; car par son usage ordinaire, on prévient presque seurement l'Apoplexie, la Paralisie, la Létargie, & presque toutes les autres maladies soporeuses, en préparant sa Boisson comme il vient d'être dit avec le Sirop de Caffé. Elle guerit même ordinairement le vertigo, les Catharres, la Phrenésie & les Fluxions & maux de dents, sur tout si pour ces indispositions, on préfere au Sirop de Caffé celuy de Vanilles, dont il sera parlé à la fin de la troisiéme partie de ce Traité.

Mais soit qu'on la prépare avec l'un ou l'autre de ces Sirops, elle dissipe si efficacement les fumées du vin & des entrailles, qu'elle desenyvre sur le champ, & qu'elle abbat presque avec la même promptitude les vapeurs qui causent les insomnies, les assoupissemens, les inquiétudes, la migraine, & presque tous les autres maux de tête, ce qui fait qu'en dégageant les esprits embarassés, elle fortifie la memoire & le jugemēt, & qu'elle donne à la volonté une liberté entiere pour diriger toutes les actions volontaires, en rectifiant toutes les dispositions taciturnes & mélancoliques, ce qui a été premierement observé par les Bergers d'Arabie, qui remarquerent avant qu'on eût fait aucun usage du Caffé, que quand leurs moutons avoient mangé de cette espéce de legume, ils gambadoient d'une maniere extraordinaire.

C'est pourquoy la vertu qu'on attribuë au Caffé, de rendre chastes & pudiques les personnes qui en font un usage habituel, est purement imaginaire; car outre qu'elle n'a jamais été soûtenuë par aucunes observations ausquelles on puisse ajoûter foy, la fecondité des femmes du Levant, prouve d'autant plus évidemment le contraire, qu'on sçait que cette Boisson leur est familiere, & qu'elle porte tant d'esprits vers les parties genitales, que ces femmes n'ont point de remede plus prompt & plus assuré que cette Boisson pour faciliter l'accouchement, pour provoquer les régles retenuës, pour corriger les pertes blanches, & pour appaiser ces sortes de tranchées qu'elles souffrent assez ordinairement pendant les couches.

Il est vray que l'on auroit pû dire jusques icy, que la plus grande part des parties plus spirituelles & plus efficaces du Caffé, se dissipent par le transport qu'on en fait de l'Arabie en Europe ; mais maintenant qu'on le peut préparer avec son Sirop même, qui en augmente autant la vertu que le transport la diminuë : on la doit regarder comme un remede, ou du moins comme un aliment qui fortifie puissamment toutes les actions naturelles.

C'est pourquoy cette Boisson étant préparée de la sorte, donne une vigueur aux parties qui affermit les chairs, qui dissipe les lassitudes spontanées, qui dissoud les nodosités des jointures, & qui resiste à presque toutes les differentes causes de la mort subite, c'est à dire à celles qui peuvent faire des suffocations funestes, par une fluxion subite sur la gorge, par la generation des polipes dans le cœur, & par des abscés intérieurs.

Aussi a-t'on reconnu par experience, qu'il est d'un grand secours à ceux qui sont incommodés par la repletion universelle du corps, par la grosseur particuliére du ventre, & par l'embarras qui se fait dans les reins, & qui devient la cause generative des Pierres & par conséquent des Coliques Nephretiques & des suppressions d'urine.

C'est à peu prés par la même raison, que la simple Boisson de Caffé est si salutaire aux goutteux & aux Scorbutiques, que les Medecins Anglois & Hollandois assurent que la Goutte & le Scorbut, regnent infiniment moins dans leurs pays depuis qu'elle y a été dans un grand usage, ce qui se confirme en quelque sorte par l'experience particuliere de nos Goutteux qui s'y sont habitués ; car ils en tirent du moins ce benefice, que leurs accés sont moins fréquens & beaucoup plus supportables.

On use aussi fort utilement de la boisson du Caffé, contre diverses indispositions de l'estomach, sur tout quand elle a été préparée comme il vient d'être dit, car lors que cette partie est provoquée à se soûlever, par des matieres irritantes qui causent des vomissemens continuels, elle arrête le progrés de ces matieres, en amortissant & en émoussant leurs pointes, & au contraire lors qu'elle est surchargée d'une pituite fade & glaireuse qui ôte l'appetit, elle est soûlevée si efficacement par l'action du sel de Caffé, qu'elle est incontinent déchargée par le vomissement.

J'ay observé encor que quand la digestion est affoiblie par le relâchement des fibres de l'estomach, le Caffé les reserre par une action qui luy est commune avec toute les autres drogues qui ont une espéce d'amertume, & qu'au contraire il relâche ses fibres, & ceux même du canal intestinal, lors que dans la constipation du ventre ils sont resserrés, ce qui est une proprieté essentielle à ses parties éthérées & oleagineuses, c'est d'où vient que plusieurs personnes qui étoient incommodées d'une constipation habituelle, ont changé cette méchante disposition, en s'assujettissant à prendre chaque jour, deux chiques de Caffé incontinent aprés avoir dîné.

Cela n'empêche pas neanmoins que la vertu fortifiante du Caffé, ne contribuë beaucoup à la guerison du flux de ventre & du flux de sang; car il resiste puissamment à ces sortes de corruptions du ventre qui dépravent le chyle & qui aigrissent les humeurs, d'où il arrive que son usage habituel prévient la génération des vers, & presque toutes les espéces de Colique.

Il est aussi tres efficace pour

dépurer la masse du sang, & pour mondifier les Poulmons; c'est pourquoy sa Boisson preparée avec le Sirop de Limons, appaise la soif des Febricitans & addoucit la rigueur de leurs accés & de leurs redoublemens, guerissant même quelquefois radicalement les fièvres intermittantes, & preparée avec le Sirop de Vanilles, elle est d'un effet merveilleux pour ceux qui ont la poitrine, naturellement foible, ou accidentellement affoiblie par le Rhume, par la Toux inveterée, par une Pulmonie naissante, & par ces autres espéces de fluxions qui rendent la voix rauque, & qui causent l'Asthme & la courte haleine.

Au reste, ce que j'ay dit de la vertu du Caffé contre les assoupissemens & contre les insomnies, n'est pas à beaucoup prés si contradictoire qu'on pourroit le penser ; car outre l'experience, il est d'ailleurs tres probable qu'avec un même remede, on peut calmer les les esprits agitez qui empêchent le sommeil, & dissiper les vapeurs par lesquelles les fonctions de l'ame sensitive sont interrompuës.

Je finis en advertissant qu'il se pourroit faire que la rebellion de quelqu'unes des maladies dont il a été parlé, dépendroit de la retention de quelques excretions, c'est pourquoy ceux qui auront entrepris de s'en delivrer par l'usage du Caffé, ne s'en doivent rebuter qu'après avoir inutilement tenté d'aider son action par celle d'un purgatif, en y ajoûtant de temps en temps en place des Sirops cy-devant spécifiez, une cueillerée de Sirop magistral pour chaque prise, ou de quelques autres Sirops équivalens.

www.ingramcontent.com/pod-product-compliance
Lightning Source LLC
Chambersburg PA
CBHW071416220526
45469CB00004B/1302